THÉRAPEUTIQUE HYDRO-MINÉRALE

VITTEL

PRATIQUE PERSONNELLE

RÉSUMÉ DES XVe & XVIe LEÇONS

DU COURS DE

THÉRAPEUTIQUE HYDRO-MINÉRALE

PAR LE

Dr P. BOULOUMIÉ

Officier de la Légion d'honneur,
Professeur libre d'hydrologie médicale à l'École pratique de la Faculté de médecine de Paris,
Ancien président de la Société de Médecine pratique de Paris,
Secrétaire général de l'Union des Femmes de France.
Médecin consultant à Vittel.

Vittel et ses eaux. — Les maladies et les malades qu'on y observe. — Statistique des manifestations arthritiques observées. — Tableaux graphiques. — Modes d'administration des eaux. — Dilatation de l'estomac et cure hydro-minérale. — Action physiologique des eaux et influence du traitement sur la production et l'élimination de l'acide urique. — Uricémie. — De quelques manifestations primordiales fréquentes de la goutte. — La goutte. — Formes et périodes observées. — Traitements mixtes. — Des urines dans la goutte. — Lithiase urinaire. — Gravelles organiques et inorganiques. — Action du traitement sur le rein atteint de Gravelle. — Traitement de la colique néphrétique. — Gravelles oxalique, calcaire et phosphatique — Incrustations et pierres vésicales. — Fragmentation spontanée de calculs vésicaux. — Cystite chronique. — Prostatite. — Du traitement de Vittel avant et après l'opération de la pierre. — Lithiase biliaire. — Constipation. — Glycosuries et diabètes.

PARIS
SOCIÉTÉ D'ÉDITIONS SCIENTIFIQUES
4, RUE ANTOINE-DUBOIS, 4
(*Près la place de l'École de Médecine*)

1890

THÉRAPEUTIQUE HYDRO-MINÉRALE

RÉSUMÉ DES XVe ET XVIe LEÇONS

VITTEL — PRATIQUE PERSONNELLE (1)

Vittel et ses eaux — Les maladies et les malades qu'on y observe. — Statistique des manifestations arthritiques observées. — Tableaux graphiques. — Modes d'administration des eaux. — Dilatation de l'estomac et cure hydro-minérale. — Action physiologique des eaux et influence du traitement sur la production et l'élimination de l'acide urique. — Uricémie. — De quelques manifestations primordiales fréquentes de la goutte. — La goutte. — Formes et périodes observées. — Traitements mixtes. — Des urines dans la goutte. — Lithiase urinaire. — Gravelles organiques et inorganiques — Action du traitement sur le rein atteint de Gravelle. — Traitement de la colique néphrétique. — Gravelles oxalique, calcaire et phosphatique. — Incrustations et pierres vésicales. — Fragmentation spontanée de calculs vésicaux. — Cystite chronique. — Prostatite. — Du traitement de Vittel avant et après l'opération de la pierre. — Lithiase biliaire. — Constipation. — Glycosuries et diabetes.

Messieurs,

Pour répondre au désir que plusieurs d'entre vous ont bien voulu m'exprimer, je consacrerai deux leçons supplémentaires à la synthèse de ma pratique personnelle. Ce seront des leçons cliniques pour ainsi dire, au cours desquelles je ne vous parlerai pas seulement de la station de Vittel, mais bien aussi de certains points intéressants de pathogénie, de pathologie, de séméiologie et de thérapeutique que j'ai seulement effleurés dans les leçons précé-

(1) Extrait des leçons publiées dans : *Cours de thérapeutique hydro-minérale*, contenant un memento des applications thérapeutiques des diverses eaux minérales, à l'usage des praticiens. — A la Société d'éditions scientifiques, 4, rue Antoine-Dubois, Paris.

dentes et que les faits soumis à mon observation me permettent d'aborder en connaissance de cause.

En ce qui concerne la station de Vittel, je me contenterai de vous dire que l'établissement de Vittel, modeste jusqu'en 1884, réédifié et complété depuis cette époque, répond aujourd'hui à tous les besoins et à tous les désirs de bien-être de la clientèle spéciale qui le fréquente.

J'ajouterai que la région est salubre, la température modérée, plutôt fraîche, froide même parfois au début de la saison pendant des périodes de 3, 4, 5 jours, que les malades doivent y venir avec des vêtements de demi-saison plutôt qu'avec des vêtements d'été, que malgré une altitude modérée 336 m., le climat se rapproche beaucoup du climat de montagne, en raison du voisinage de la chaîne des Vosges. Un groupe de sources minérales nombreuse émerge dans le parc de l'établissement par 12 griffons ; à côté d'elles émerge une source d'eau ordinaire. La température des sources minérales va de 11 à 12° suivant les griffons.

Leur composition chimique les fait toutes ranger dans la même famille, celle des sulfatées bicarbonatées, et dans la même classe, celle des calciques et magnésiennes, mais elles présentent des différences notables dans leur degré de minéralisation totale et dans la proportion de leurs divers éléments de minéralisation.

Quatre sources, mais deux surtout sont employées pour les usages médicaux. Les deux principales sont la *Grande Source* (diurétique), la *Source Salée* (laxative) ; les 2 autres sont la *Source Marie* (diurétique et légèrement laxative), la *Source des Demoiselles* (considérée comme tonique et reconstituante.)

Elles émergent toutes au-dessous ou à côté de leur bassin de distribution, sauf la Source Salée qui est amenée du griffon, situé à 2 kilom. 1/2, par des tuyaux en grès de Rambervillers profondément enfouis dans le sol.

La Grande Source présente 1 gr. 65 de minéralisation totale; la source salée 2 gr. 75. Les deux autres ont une minéralisation intermédiaire. Les principaux éléments de cette minéralisation sont : les sulfates de chaux, de magnésie et de soude. Les bicarbonates de chaux, de magnésie, de soude, des chlorures de sodium et de magnésium, du fer à l'état de carbonate et de crenate, de la lithine, de la silice, etc., et une certaine quantité d'acide carbonique libre.

La Source Salée contient du sulfate de chaux et de magnésie en proportion beaucoup plus élevée que la Grande Source et tandis que celle-ci contient une notable proportion de fer, la Source Salée n'en contient absolument pas.

L'acide carbonique se trouve en quantité à peu près égale dans l'eau des diverses sources; en proportion suffisante pour assurer leur digestibilité, mais insuffisante pour en faire des eaux gazeuses (sensiblement de 1/10ᵉ de volume).

La Source Marie est en quelque sorte l'intermédiaire au point de vue chimique et au point de vue thérapeutique entre les deux précédentes. Diurétique et légèrement laxative, elle est manifestement, mais pour des raisons que j'ignore absolument, notablement plus douce dans son action sur l'appareil urinaire; c'est à elle que j'ai recours pour le traitement des malades présentant des symptômes sub-inflammatoires ou un état irritable de la vessie et de la prostate notamment.

La Source des Demoiselles est au point de vue clinique la Grande Source avec une proportion de fer plus accusée, que décèle du reste une dégustation même peu attentive. Elle joue dans le traitement hydrominéral de Vittel le rôle d'un adjuvant souvent utile. Elle est employée à jeun à petites doses prises à intervalles assez longs et aux repas, mélangée au vin.

Ceci dit, je passe à la partie clinique. Pour ne produire devant vous que des résultats indéniables et n'avancer sans preuves suffisantes aucune affirmation, j'ai compulsé plus de 3.000 observations consignées avec soin dans mes cahiers, la plupart avec le résultat des analyses ou examens d'urine, faits 3 fois généralement pendant le séjour des malades à Vittel et de l'examen détaillé du foie, de l'estomac, du cœur, des poumons et souvent de la circulation et du sang.

Je les ai résumées en une série de tableaux indiquant les particularités présentées par chaque cas ; puis j'ai dressé des tableaux d'ensemble relatifs à divers points intéressants d'étiologie, de pathogénie, de pathologie et de thérapeutique. En voici quelques-uns relatifs à l'arthritisme et à ses diverses manifestations.

Si on les compare entre eux, on peut s'assurer d'un coup d'œil : 1° que les tableaux des hommes sont tous très semblables entre eux, comme le sont de leur côté les tableaux des femmes ; 2° que des différences très nettes dans le nombre des cas observés existent en ce qui concerne certaines manifestations, les coliques hépatiques et la goutte, par exemple, les premières beaucoup plus fréquentes chez la femme, la seconde beaucoup plus fréquente chez l'homme ; 3° que les manifestations associées sont plus fréquentes et plus nombreuses chez la femme que chez l'homme ; 4° que les coliques néphrétiques, notamment, sont souvent associées chez la femme aux coliques hépatiques, mais le plus souvent n'apparaissent qu'après celles-ci ; 5° que, chez l'homme, la goutte apparaît d'emblée ou plutôt précédée seulement de symptômes pour lesquels le malade n'a eu recours ni aux eaux ni à d'autres médications, tandis que chez la femme, la goutte est très rare, ne survient, en général, que tardivement et comme deuxième, troisième ou quatrième manifestation de la diathèse, et ne se présente qu'exceptionnellement avec le caractère de la goutte franche. Le plus souvent, c'est une forme intermédiaire à la goutte et au rhumatisme qui se montre chez elle.

J'ai ensuite résumé ces tableaux en un seul (tableau A)

qui représente des moyennes d'un réel intérêt, car elles sont comparables aux résultats déjà inscrits dans chacun des tableaux annuels considérés isolément, tous, je le répète très semblables entre eux pour les individus du même sexe. Les cas observés chez la femme étant inscrits à côté de ceux observés chez l'homme, dans chacune des colonnes, la comparaison se fait immédiatement.

Un autre tableau (tableau B) représente, à propos de chaque manifestation caractérisée, le tant % des cas qui se sont présentés avec l'indication de leur ordre d'apparition (manifestations primitives ou consécutives). On y voit d'un coup d'œil que, si les manifestations diverses, vagues et multiples le plus souvent, sans localisation prédominante de la diathèse, sont primitives chez la femme comme chez l'homme dans 98 p. 100 des cas observés et réunis dans la première colonne, les coliques néphrétiques, et surtout la goutte, sont beaucoup plus rarement constatées comme accidents primitifs chez la femme (40 p. 100 des cas de coliques néphrétique, 16 p. 100 des cas de goutte) que chez l'homme (66 p. 100 des cas de colique néphrétique et 76 p. 100 des cas de goutte). On y voit, en outre, que le tant p. 100 des manifestations observées excède de beaucoup le nombre des malades ; il est de 223 manifestations p. 100 malades dans ce tableau, ce qui indique que mes malades, au moment où ils se sont présentés à mon observation, avaient déjà été atteints en moyenne de plus de deux des manifestations diathésiques inscrites.

Années 1885-86-87-88-89. Relevé de 1212 observations,

744 hommes 468 femmes.

TABLEAU A. — 61 % *d'hommes* — 39 % *de femmes*.

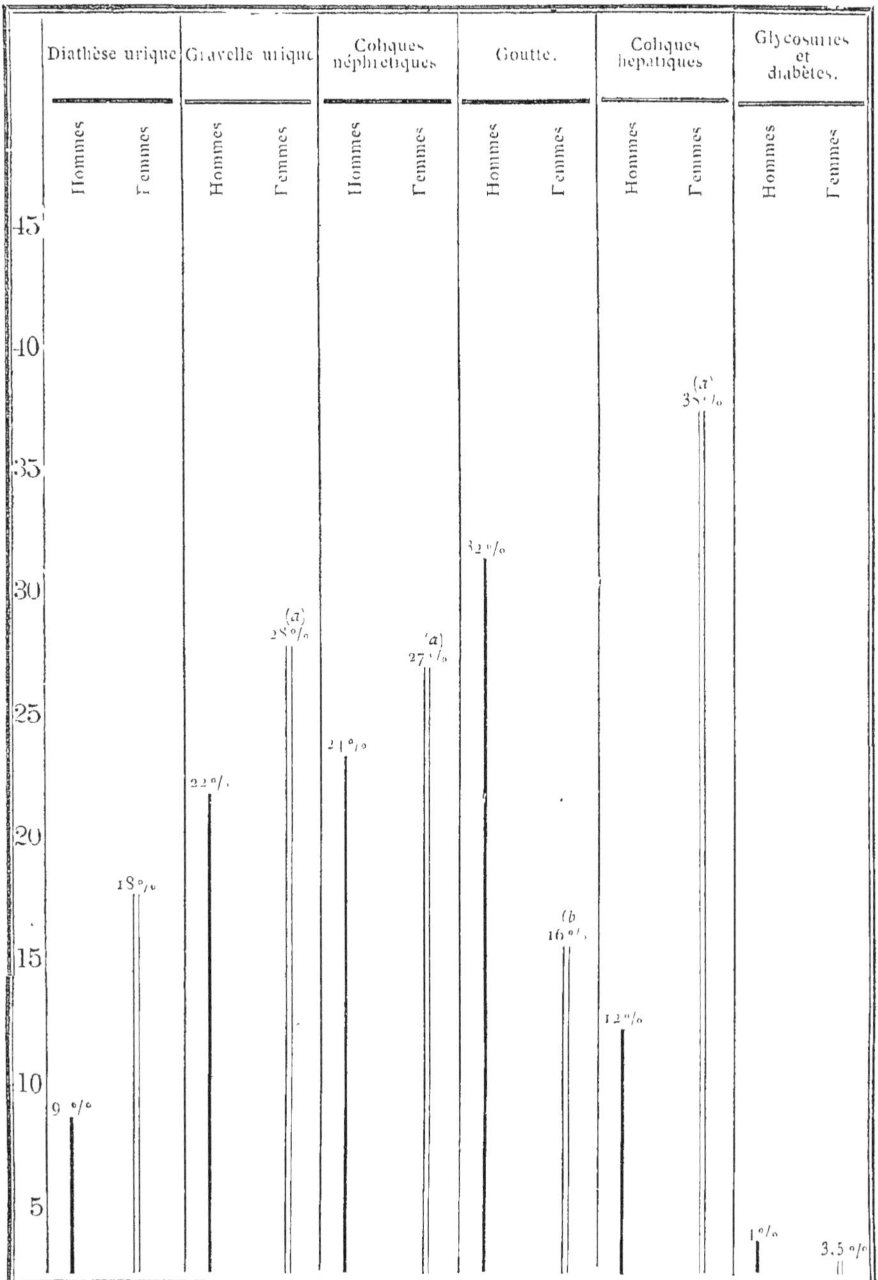

Nota.— Le total des x % dépasse 100 % parce que plusieurs malades traités étant atteints de manifestations multiples figurent dans 2 ou plusieurs colonnes. Il arrive à 2,33 %, d'où il appert que chaque cas présente en moyenne 2,33 manifestations.

(*a*) Très souvent associés chez la femme.

(*b*) Dont : goutte franche 6 cas en tout, en 5 ans.

Années 1885-86-87-88-89, 1212 observations, 744 hommes, 468 femmes

TABLEAU B. — *Manifestations dominantes : Primitives.* | *Consécutives.* ||

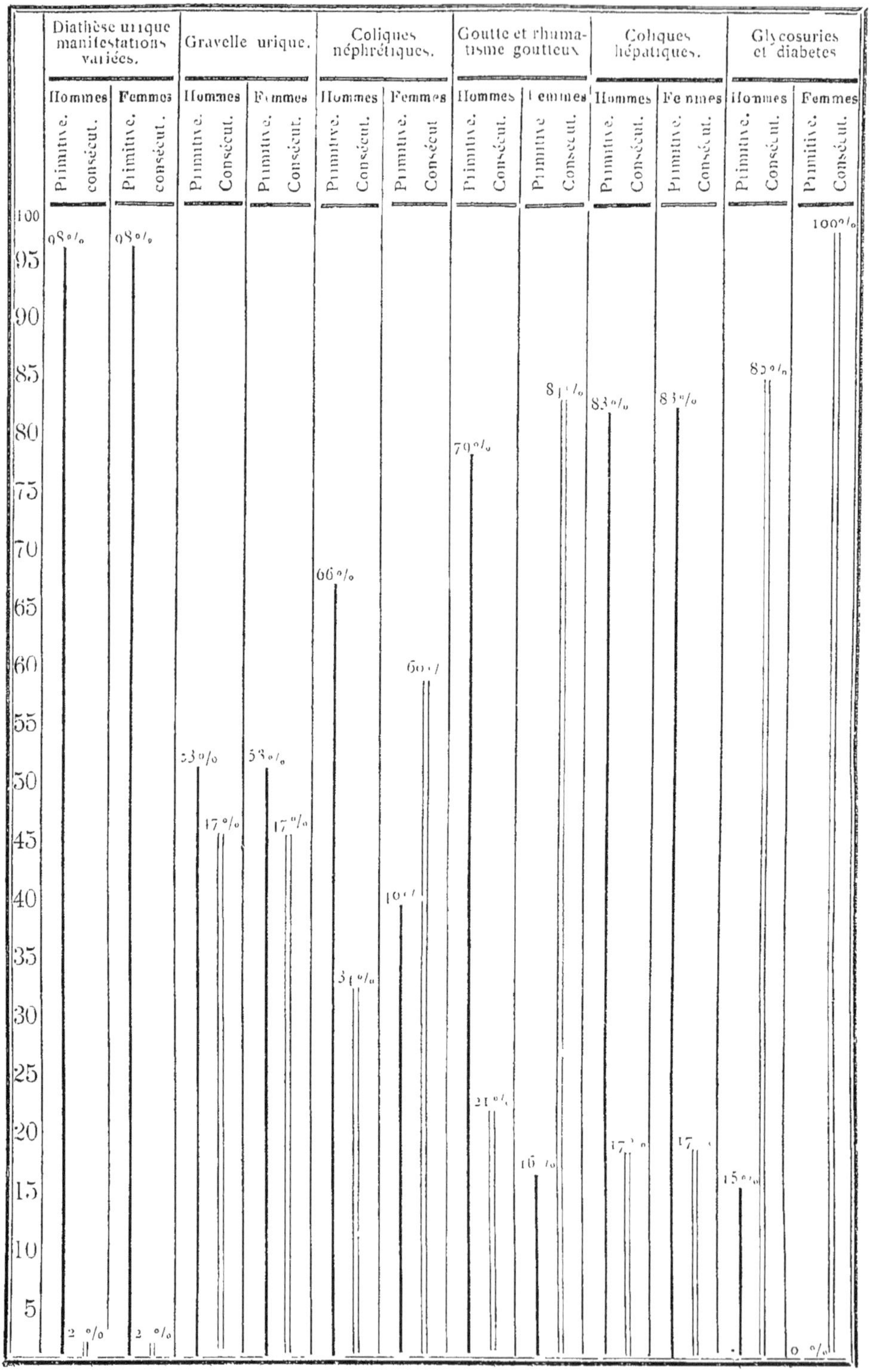

Les maladies que l'on traite à Vittel sont, comme vous le voyez, à peu près toutes les manifestations de l'arthritisme uratique, de la goutte, ce mot vague, mais consacré, étant pris dans son acception la plus étendue.

On peut les diviser en cinq catégories, les trois premières à peu près égales eu égard au nombre des cas et constituant les 3/4 de la clientèle de Vittel, qui comprennent :

1° La *lithiase urinaire* (gravelle rénale organique, urique, oxalique ou autre) ;

2° La *goutte* à *manifestations articulaires* ;

3° La *lithiase biliaire* et un certain nombre d'autres maladies du foie et de la vésicule biliaire, mais surtout les *coliques hépatiques* ;

La 4e, qui comprend des manifestations diverses de la diathèse : *dyspepsie*, *glycosurie*, *diabète*, etc. ;

La 5e, les maladies diverses de l'appareil urinaire, *catarrhe vésical*, cystites et prostatites subaiguës, complications diverses de rétrécissements et enfin (pour n'en pas faire une catégorie à part) des cas assez nombreux de *constipation rebelle* de causes diverses.

Si dans le premier groupe j'ai rangé les diverses maladies que je viens d'énumérer, les considérant comme des manifestations de l'arthritisme uratique ou goutte, c'est parce que la clinique de Vittel est assez riche pour me permettre de me prononcer nettement sur certains points de pathologie générale et de pathogénie et d'affirmer notamment l'existence de la diathèse.

Nous voyons constamment des faits qui témoignent de l'intime parenté qui unit ces diverses manifestations, nous voyons celles-ci se succéder ou alterner chez le même sujet et nous les voyons le plus souvent transmises par voie d'hérédité, constatant généralement l'hérédité par similitude chez les sujets de même sexe, par transformation chez les sujets de sexe différent. C'est ainsi que nous voyons les fils de goutteux, goutteux eux-mêmes ou graveleux ; les filles d'abord chlorotiques, névralgiques, dyspeptiques, plus tard atteintes de coliques hépatiques, sujettes aux migraines et plus tard enfin présentant de la gravelle et de la goutte articulaire (mais à forme chronique et torpide d'emblée généralement), puis assez souvent de la glycosurie et du diabète.

Les diathèses étant aujourd'hui battues en brèche, j'ai tenu à justifier ma division par ces explications sommaires et à les appuyer par les tableaux que je vous ai présentés tout à l'heure.

Le traitement consacré par l'expérience et généralement adopté à Vittel consiste spécialement dans la boisson.

La *boisson*, en effet, constitue la partie essentielle de la cure; le bain, la douche, le massage ne sont que l'accessoire, mais parfois un accessoire de grande importance.

D'une manière générale on peut dire que les doses moyennes prises à longs intervalles produisent des effets plus généraux, repartissant leur action sur les divers organes ou appareils qui contribuent à leur élimination et que de grandes doses au contraire prises à courts intervalles provoquent des effets plus spéciaux : la Grande Source sur les reins, et l'appareil urinaire en général, la Source Salée, sur le tube intestinal.

Tout malade dont l'appareil urinaire présente un point d'inflammation d'intensité quelconque, toujours susceptible de s'étendre en surface ou en profondeur, ne saurait être traité brutalement par de grandes doses. Il en est de même de tout individu dont les reins répondent mal à l'excitation sécrétoire habituellement exercée par l'eau, surtout si avec cela le système vasculaire et le cœur laissent à désirer, ce qui est fréquent chez les goutteux, chez qui les lésions artérielles, qui débutent par l'hypertension et se continuent par la sclérose, sont très fréquentes. Je dis en outre que ces grandes doses ne présentent pas une réelle utilité dans la grande majorité des cas, le plus souvent les résultats cliniques sont aussi favorables avec des doses modérées qu'avec celles-ci, les faits nous l'ont depuis longtemps prouvé.

Il ne faut pourtant pas méconnaître que de grandes doses sont parfois utiles, et qu'elles ont leur raison d'être dans certaines circonstances, en l'absence de contre-indication à leur emploi. Elles exercent une action réelle, que Genth a très bien mis en lumière, sur la production et l'élimination de l'acide urique notamment et elles arrivent à faire traverser les parties inférieures des reins et l'appareil urinaire tout entier par un courant de liquide qui, après une absorption de 3 litres à 3 litres 1/2 d'eau pure et 2 litres environ d'eau minérale, ne présente plus trace d'acide urique et ne contient qu'une très faible proportion de matières organiques ou inorganiques puisées dans l'organisme. Je reprendrai la question de l'action spéciale de l'eau de Vittel sur l'élimination de l'acide urique, mais il est un point sur lequel je tiens à appeler d'ores et déjà votre attention parce qu'il est en quelque sorte préjudiciel ; c'est la possibilité de faire suivre le traitement de Vittel aux malades atteints de *dilatation de l'estomac.*

J'ai constaté la dilatation chez un assez grand nombre de malades venus à Vittel pour coliques hépatiques ou constipation, quelquefois pour dépôts uratiques fréquents coïncidant ou non avec des troubles dyspeptiques.

Je l'ai trouvée beaucoup plus fréquente que chez les hommes, chez les femmes qui accusaient les divers symptômes associés de dyspepsie avec état névropathique plus ou moins accusé.

Je l'ai vue tantôt associée à la neurasthénie générale, tantôt indépendante de celle-ci.

Très souvent j'ai constaté l'association de la dilatation gastrique avec la dilatation du coude droit et souvent du coude gauche du côlon, notamment dans le cas où je constatais en même temps, l'abaissement du rein droit et j'ai observé des cas nombreux d'entéroptose associée à la dilatation gastro-intestinale et assez souvent à la néphroptose. J'ai même vu récemment un cas particulièrement intéressant, le seul qu'il m'ait été donné d'observer, de néphroptose double avec dilatation et ptose gastro-intestinale et tous les symptômes locaux et généraux de cette déséquilibrisation générale des organes abdominaux.

Je dirai en passant que l'emploi simultané ou combiné des laxatifs, des poudres antiseptiques, absorbantes et stimulantes, du massage et de l'hydrothérapie employés localement et quelquefois sur tout le corps, de la bande de Glénard ou de toute autre ceinture appropriée, parfois des lavages de l'estomac m'a toujours donné des résultats favorables; mais ce n'est pas de cela que je veux particulièrement vous parler. Ce que je veux surtout vous dire, c'est que j'ai dès la publication des travaux de M. Bouchard surveillé de très près les phénomènes immédiatement consécutifs à l'ingestion de l'eau minérale et ses résultats ultérieurs, très anxieux de savoir si le traitement pourrait être supporté en pareil cas, et s'il ne présenterait pas les inconvénients qu'il présente dans les stagnations urinaires liées à la dilatation asthénique de la vessie.

Je peux dire, et ceci a un réel intérêt, que dans certains cas, *de beaucoup les moins nombreux*, j'ai observé tous les symptômes de la dyspepsie des liquides. malaises, pesanteur, intolérance de l'eau, dégoût, nausées, vomissements avec phénomènes sympathiques plus ou moins accusés, tandis que dans *la grande majorité des cas* j'ai constaté que l'estomac, quoique dilaté, remplissait normalement *en présence d'eau prise à jeun*, son office de tuyau de conduite amenant l'eau dans l'intestin où elle est à peu près exclusivement absorbée. J'ai constaté, de plus, que non seulement après l'ingestion, méthodiquement réglée pour chaque cas en particulier, de l'eau minérale, on ne trouvait pas une exagération de la dilatation, mais encore on constatait une diminution de la sonorité et la diminution, quelquefois même la disparition du clapotement.

Ceci étant constaté plusieurs fois par plusieurs examens répétés en une matinée au cours de la boisson et immédiatement après, j'ai pu poursuivre sans crainte le traitement à peu près aussi activement chez la plupart des dilatés que chez les autres malades et obtenir des résultats très favorables sur les divers symptômes, y compris la dilatation de l'estomac, qu'elle fût là comme cause ou effet, ce qu'il est souvent impossible de déterminer avec précision.

BAINS ET DOUCHES.

Sauf dans les cas de goutte où les bains et douches nous paraissent formellement contre-indiqués à cause de la réapparition des accès qu'ils provoquent très fréquemment et sans aucun avantage, les bains sont généralement prescrits pendant la 1re période de la cure, puis les bains et les douches sont alternativement ou concurremment prescrits en faisant prédominer tantôt les bains, tantôt les douches, suivant les indications à remplir.

Les *bains* sont alimentés par les eaux de la Grande-Source, et de la Source Marie.

Les bains sont donnés en baignoires à la température ordinaire de 32 à 35° et ne sont guère prolongés au delà de 40 à 60 minutes.

Les *douches* sont alimentées comme les bains. Elles ont 8 mètres de chute et peuvent être données dans toutes les conditions voulues de pression, de calibre, de température, de division, de direction.

La *douche hydrothérapique froide* n'est prescrite que dans des circonstances spéciales ; la *douche locale révulsive*, administrée seule, ou après le bain, est la plus employée ; la *douche locale résolutive*, administrée avant le bain, l'est plus rarement. Les *douches* locales *ascendante* et *périnéale* le sont assez souvent.

Le *massage* est dans un certain nombre de cas employé avec succès soit après, soit avant le bain ou la douche, soit indépendamment de l'un ou de l'autre, dans l'établissement ou à domicile.

Action physiologique.

Chez les sujets bien portants, astreints à un régime régulier avec alimentation réglée au point de vue de la quantité et de la qualité, les urines ayant été examinées et analysées pendant plusieurs jours de suite avant la mise en expérience, j'ai constaté une diurèse manifeste quoiqu'encore peu accusée et tardive après ingestion variant avec les sujets de 450 à 600 cent. c. d'eau, prises en 3 doses de 150 cent. c. dans le 1er cas, en 3 doses de 200 dans le second, à 1/4 d'heure d'intervalle.

Dès que les doses dépassent 600 à 700 cent. c. pris en 3 doses espacées d'un 1/4 d'heure la diurèse se produit ; dès qu'on arrive à des doses de 250 gr. par verrées elle se manifeste presque mathématiquement par une émission survenant après ingestion du 3e verre, quelquefois seulement du 4e, suivie dès lors d'émissions successives et abondantes qui se répètent à intervalles de 15 à 20 minutes pendant toute la matinée. Au cours de la boisson ou à la fin se produit habituellement une selle molle ou demi-liquide.

L'effet diurétique se manifeste encore après le repas du matin. Rarement il se poursuit au delà, et même lorsque dans l'après-midi on fait prendre, à intervalles d'une 1/2 heures, 2 à 3 doses d'eau, de 150 à 200 cent. c., la diurèse ne s'accuse guère.

Cette diurèse se continue ainsi pendant toute la durée de la cure; mais chez un sujet bien portant ou chez un malade rendant des quantités normales ou hypernormales d'urine, la quantité d'urine éliminée ne correspond pas à la somme de l'urine habituellement rendue et de la quantité d'eau ingérée : elle reste inférieure d'un 1/6 à 1/8, suivant les cas et les circonstances diverses tenant à l'individu ou aux conditions atmosphériques ; la transpiration par exercice forcé étant évitée bien entendu.

Une différence considérable existe entre l'urine rendue au cours de la boisson et pendant toute la période de son élimination et l'urine rendue en dehors de ces circonstances ; la première témoigne d'une diurèse aqueuse : elle ressemble aux urines des polydipsiques ; la seconde d'une diurèse solide. L'une est limpide, à peu près incolore, ne pèse que 1002, 1001, ne contient que 3 gr., 2 même d'urée 0/00, l'autre pèse 1020, 1025, quelquefois davantage et contient 20,25 gr. 0/00 quelquefois plus d'urée ; au total la quantité de matériaux solides éliminée en 24 heures est supérieure à la normale et cette augmentation porte principalement sur les matériaux azotés, urée, matières extractives, acide urique.

La plupart de ces phénomènes se produisent aussi chez les malades ; mais, au point de vue de la quantité d'urine rendue, il y a lieu de remarquer que chez ceux qui présentent de l'oligurie la quantité d'urine rendue après quelques jours de traitement excède le total de l'urine rendue habituellement et de l'eau ingérée.

Il est évident que pendant la cure, au début surtout, l'exhalation pulmonaire et cutanée et souvent l'élimination aqueuse par l'intestin sont augmentées : la susceptibilité particulière des organes qui sont le siège de ces éliminations exagérées en fournit une preuve ; c'est par ces voies diverses que s'élimine l'excédent d'eau ingérée ou produite au cours des combustions intra-organiques.

Au point de vue spécial de l'élimination de l'acide urique, j'ai fait des recherches chimiques et micrographiques qui m'ont permis d'affirmer, il y a longtemps déjà (en 1874-1875-1876), que la diminution définitive ou plutôt durable de la quantité fabriquée et excrétée après une courte période d'exagération de fabrication et d'excrétion était la conséquence de l'emploi de l'eau de Vittel et c'est là ce qui a fait dire à Mallez autrefois que ce résultat était « une véritable saignée d'acide urique » (1).

Les modifications qui se produisent d'une manière à peu près constante au cours de la cure sont : le retour des cristaux vers leur forme normale, la dégradation de leur teinte, leur diminution d'épaisseur. Vous en avez plusieurs exemples dans les planches 1, 3, 4, 6 surtout, où les cristaux vus à un grossissement de 200 diamètres, se présentent au début sous la forme de tulipes, de faisceaux, de roues, etc., etc., avec une coloration jaune foncé et une épaisseur considérable. Ils sont recueillis dans l'urine au moment de l'émission et ils forment au fond du verre un dépôt très considérable.

Du huitième au dixième jour apparaissent les symptômes d'une sorte de crise urinaire, si je puis m'exprimer ainsi, qui se traduit par quelques phénomènes généraux, mais surtout par la surexcitation de tout l'appareil urinaire, un peu de ténesme vésical, une sensation de chatouillement vers l'extrémité de l'urèthre avec sensation légère d'ardeur dans le canal, surtout pendant et immédiatement après la miction. Alors se montrent dans l'urine de nombreux cristaux d'acide oxalique uni à la chaux au milieu des cristaux uriques encore peu modifiés.

Quelques jours après, vous remarquerez que l'oxalate de chaux a disparu et que déjà les cristaux uriques sont plus

(1) M. Rodet a récemment confirmé par de nouvelles analyses l'exactitude de ces résultats, qui l'avaient été déjà en 1876 par M. Patezon. M. Lecorché en avait constaté de semblables au cours de ses savantes recherches. Il les a exposés dans son beau traité de la goutte en donnant le détail des analyses faites sur les urines de ses malades goutteux traités à la Maison municipale de Santé (1884).

minces, plus réguliers, plus pâles que dans les préparations précédentes.

Sur la dernière figure de chaque planche vous voyez l'acide urique sous forme de lames losangiques ou hexagonales incolores, sans épaisseur ; les dimensions de chacun des cristaux sont très petites, et c'est à peine si dans une préparation on en trouve quelques-uns de grande étendue et colorés en jaune, et cependant ces préparations-là, au lieu d'être faites avec le dépôt spontanément formé à l'émission comme les précédentes, sont faites avec le léger dépôt ou nuage qui ne se forme qu'après douze, dix-huit, ou vingt-quatre heures de repos.

C'est le retour vers la désassimilation normale et la transformation de l'acide urique que marque l'émission oxalique.

Il y a donc, durant le traitement hydro-minéral Vittel, une période pendant laquelle la désassimilation des éléments azotés est suractivée et il y a élimination d'acide urique et d'acide oxalique encore en abondance, avant que l'urée seule les remplace à peu près complètement.

Ces modifications marquent l'acheminement vers la régularisation des fonctions de nutrition et se continuent jusqu'à ce que les troubles nutritifs de la cellule se soient amendés comme l'ont fait tout d'abord les troubles digestifs proprement dits » (1).

Je n'ajouterai à ces constatations déjà anciennes mais toujours vraies, comme l'ont montré d'ailleurs un travail de mon collègue Patezon et un travail du professeur Ritter, de Nancy, que quelques-uns des résultats consignés par M. Lecorché dans son traité de la goutte. Ils ont d'autant plus d'intérêt qu'ils ont été constatés à Paris, par conséquent sous l'influence de l'eau minérale exclusivement, abstraction faite des autres influences adjuvantes auxquelles se

(1) Quelques mots sur certaines modifications des urines, pathogénie, séméiotique et thérapeutique. Paris, 1874 et 1876.

trouvent soumis les malades faisant leur cure aux sources mêmes.

Ils témoignent d'une façon éclatante de la diminution de production et d'excrétion de l'acide urique par l'usage de l'eau de Vittel. Trois bouteilles en 6 jours déterminèrent un abaissement remarquable de l'acide urique qui de 0,516 tombe à 0,056 dans les 24 heures pour remonter à 0,344 et 0,355 trois et quatre jours après la suppression de l'eau minérale. »

Si le malade eut été un diathésique urique il est probable qu'il y aurait eu au contraire, au début de l'usage de l'eau de Vittel, un excès d'acide urique dans les urines et que plus tard seulement il y aurait eu diminution.

Un peu plus loin (page 174) nous trouvons les résultats d'analyses faites chez un goutteux convalescent d'un accès. Là encore nous voyons la diminution très notable de l'acide urique. De 0,20 à 0.90 il tombe à 0,15 en 3 jours et à 0,10 en 7 jours.

L'action physiologique et l'action sur la sécrétion urinaire, qui témoigne des modifications nutritives survenues dans l'organisme sous l'influence de l'eau de Vittel, étant ainsi établies, j'aborde la question de l'*uricémie* qui engendre, entretient ou complique la plupart des maladies qu'on traite à Vittel.

Uricémie et goutte.

Fréquente dans la gravelle, l'uricémie, qui — à des degrés divers d'intensité et de durée — est surtout la dominante et la caractéristique de la goutte, se manifeste par une série de symptômes qui nous amènent un certain nombre de malades atteints de dyspepsies, migraines, troubles gastro-hépatiques ou intestinaux, troubles divers de la sécrétion urinaire.

Le plus souvent, c'est l'hérédité jointe à la succession, à l'enchaînement des phénomènes morbides et à l'insuccès des médications ordinaires qui a fourni les éléments du diagnostic et les indications du traitement; quelquefois, cependant, l'hérédité fait défaut.

L'avantage du traitement de Vittel, dans ces cas, est tantôt direct et immédiat, tantôt indirect et médiat, c'est-à-dire que tantôt les symptômes s'amendent et disparaissent par l'atténuation de la cause productrice et l'action directe de la cure, tantôt les symptômes cèdent facilement pendant ou après la cure à son influence sur l'ensemble des fonctions ou à l'influence de l'hygiène et des moyens restés jusque-là sans effet marqué ou durable.

Parmi les symptômes assez souvent observés de trouble nutritif, aboutissant à l'hypersécrétion urique ou de troubles sécrétoires nés de l'uricémie, ou coïncidant seulement avec elle ou pouvant la provoquer, et précédant souvent l'apparition de la gravelle confirmée ou des manifestations articulaires de la goutte, figurent les *dépôts uriques* et *uratiques habituels*.

Ces dépôts, parfois très abondants, variant du rouge au jaune pâle, formés d'acide urique granuleux amorphe d'après les uns, d'urate de soude d'après les autres, ont une importance clinique réelle quoiqu'ils ne témoignent pas toujours d'une quantité absolument excessive d'acide urique éliminé, mais bien d'un excès d'acidité de l'urine par excès d'acide phosphorique; quand ils se montrent fréquemment et sans cause nettement appréciable, ils attirent à juste titre l'attention du médecin sur l'état de la digestion, de la nutrition ou de la sécrétion.

Chez les sujets présentant ce symptôme, les urines s'éclaircissent promptement, ne présentent plus de dépôt habituel, augmentent très notablement de quantité et le résultat obtenu est généralement durable; chez la plupart, c'est à peine si pendant les 6 à 12 mois qui suivent une première cure on voit réapparaître, après un écart de régime ou une fatigue quelconque, les dépôts urinaires, qui généralement disparaissent pour très longtemps si une hygiène convenable est adoptée et si l'usage de l'eau minérale est répété de temps à autre, à intervalles assez longs et à doses assez élevées, 1 litre à 1 litre 1/2 par jour pendant 18 à 20 jours, ou à courts intervalles et à petites doses prolongées pendant des périodes de 4 à 6 semaines, suivant les cas ; mais je dois dire que peu d'entre eux se soumettent à une hygiène qui répugne à leurs instincts et à un traitement qui leur paraît inutile, puisqu'ils ne souffrent pas. C'est d'autant plus fâcheux que parmi ceux qui semblent n'être encore que des menacés, il en est beaucoup qui sont déjà des malades, chez qui les petits vaisseaux et surtout les fibro-cartilages sont en voie d'infiltration par des urates neutres qui les nécrosent et préparent pour un avenir plus ou moins prochain un accès de goutte, dont la transformation, sous une influence quelconque, de l'urate neutre en urate acide déterminera l'échéance ; d'autres sont déjà sous le coup d'une gravelle qui pourra, d'un jour à l'autre, donner lieu à la colique néphrétique, car déjà dans les canalicules rénaux s'établissent des points d'inflammation catarrhale localisée où se déposeront et s'aggloméreront bientôt des cristaux d'acide urique, d'urates et peut-être d'oxalates qui forment les graviers et les calculs.

Un autre symptôme de la goutte, l'irrégularité de la sécrétion urinaire, doit à cette période être pris en considération ; il correspond à des variations dans la quantité et les qualités physiques et chimiques de l'urine qui tantôt, le plus souvent, élimine plus d'acide urique qu'à l'état normal et tantôt moins ; soit, dans ce dernier cas, que l'acide urique ait perdu son pouvoir exosmotique, soit que le rein, par le fait de troubles circulatoires, ne laisse filtrer que de l'eau peu chargée de matériaux solides. Je reviendrai sur l'état des urines dans la goutte à propos de mes recherches sur les goutteux dont je vous parlerai dans quelques instants.

Un symptôme fréquent de la goutte dans sa période prodromique qui est aussi une de ses manifestations abarticulaires assez fréquent des périodes plus avancées, est la *dyspepsie*, acide et flatulente le plus souvent. Pour ne pas avoir à revenir sur ce sujet, secondaire dans la clinique de Vittel, je vous dirai tout de suite que les cas dans lesquels j'ai obtenu des résultats intéressants à noter sont ceux dans lesquels il y avait dyspepsie catarrhale et algies gastro-hépatiques ou intestinales liées à l'état diathésique et présentant l'indication très nette de provoquer par les reins une véritable épuration urique. Les symptômes qui ont été le plus habituellement modifiés favorablement par la cure de Vittel, dans les divers cas de dyspepsie que j'ai eu sous les yeux sont : l'inappétence, la lenteur digestive avec constipation, le pyrosis, les vomissements glaireux du matin.

Rassemblant les faits observés et les cas qui ont le plus directement trait à la *goutte* je vous dirai et vous montrerai les résultats obtenus dans le traitement des goutteux à la période de début des manifestations ; que si, avec Ebstein, on peut soutenir qu'on ne réussit jamais par les moyens thérapeutiques et diététiques à éliminer la *prédisposition goutteuse*, on peut affirmer qu'on arrive dans un bon nombre de cas à maintenir pendant longtemps cette tendance à l'état latent et à enrayer la marche des manifestations et que, plus souvent encore, on réussit à modérer la fréquence et l'intensité de celles-ci, tout en maintenant l'état général dans de bonnes conditions. Le sujet reste goutteux, mais il souffre peu et rarement de sa goutte et sa santé générale n'est pas altérée ; c'est là tout ce qu'on peut demander au traitement d'une maladie aussi enracinée dans l'économie que l'est la goutte.

La prédisposition goutteuse, la tendance aux manifestations sont en effet d'autant plus difficiles à éliminer que la prédisposition est héréditaire le plus souvent et que l'on peut même, avec M. Bouchard, considérer cette hérédité pathologique comme un trouble de nutrition transmis des parents aux enfants par les éléments même de la génération, tant on la trouve tenace.

Pour ma part, j'ai vu plusieurs malades qui, dès l'apparition des manifestations prémonitoires des accidents articulaires dans la goutte héréditaire, se sont soumis à une hygiène alimentaire rationnelle et sévère, ont fait usage de divers traitements réputés antigoutteux, et n'ont pu éviter d'être atteints à l'âge où la goutte avait éclaté chez leur père. J'en ai vu d'autres, des médecins notamment, qui dès les premières manifestations articulaires se sont soumis à un régime et une hygiène des plus sévères, suivis sans infraction pendant plusieurs années, sans avoir pu empêcher le retour des accès. — Chez la plupart d'entre eux néanmoins, l'usage fait ultérieurement de l'eau de Vittel prise aux sources mêmes, le régime étant d'ailleurs continué, les a éloignés et très notablement diminués.

Il est donc évident, d'une part, que le régime seul ne suffit pas à empêcher le développement de la goutte héréditaire et, d'autre part, que le traitement associé au régime doit être dans ce cas précoce et régulièrement poursuivi.

Les résultats obtenus dans la goutte, considérés en général, me permettent de dire, m'appuyant d'ailleurs sur l'autorité de mon savant confrère et maître, M. Lecorché, que les eaux de Vittel constituent un excellent moyen hygiénique et palliatif contre la goutte dans ses diverses formes et à ses diverses périodes ; c'est même là ce qui explique la variété des cas qu'il m'a été donné d'observer ; mais comme les résultats ne sont pas les mêmes dans tous, je vais, en traçant à grands traits le tableau des principaux d'entre eux, de ceux qui peuvent servir de types, chercher à vous montrer quels sont les goutteux qui peuvent faire le plus utilement usage de la cure de Vittel.

Parmi les manifestations vagues de la période du début et quelquefois des périodes ultérieures de la goutte que j'ai rencontrées je citerai :

La goutte gastrique dont j'ai déjà dit quelques mots ;

La goutte intestinale que j'ai vue sous forme d'entéralgie et de diarrhée (1) ;

La goutte rénale, je vous en citerai un cas intéressant à propos des hématuries ;

La céphalalgie goutteuse, différente des migraines goutteuses et semblant être de la névralgie du cerveau ;

La névropathie goutteuse avec anxiétés précordiales, vertiges, lypothimies (2) ;

La goutte cutanée et sous-cutanée (goutte de la peau, dermite goutteuse et tuméfaction goutteuse du tissu cellulaire) ;

La goutte glandulaire, testiculaire et parotidienne.

A côté de ces manifestations relativement rares, il en est une du début que nous sommes souvent appelés à observer et à combattre ; je veux parler de ces douleurs lombaires fibromusculaires, lumbagos sourds parfois ou subaigus, mais assez souvent subits, intenses, immobilisant quelquefois les malades dans la position où ils ont été atteints, en dehors de tout effort, pouvant faire penser à un coup de fouet.

La goutte confirmée, généralement observée à Vittel, est la goutte diathésique, héréditaire le plus souvent, tantôt à forme floride, tantôt à forme torpide. La goutte acquise, la goutte accidentelle s'y montrent beaucoup plus rarement.

Les formes de goutte qui m'ont paru rentrer plus spécialement dans la sphère d'action effective de Vittel sont les formes torpides auxquelles les eaux alcalines fortes ne conviennent pas et les formes florides chez des sujets qui n'ont d'un tempérament sanguin que les apparences. Or il faut tenir compte de ce fait que l'apparence d'un tempérament sanguin se rencontre souvent, presqu'habituellement, chez les

(1) M. Lecorché, dans son Traité de la Goutte, rapporte une observation intéressante d'entéralgie goutteuse ancienne guérie par une cure à Vittel, p. 243.

(2) Voir une observation de cette forme de goutte traitée avec succès à Vittel, *loc.*, *cit.*, p. 358.

goutteux jeunes et que, pourtant, ainsi que j'ai pu m'en assurer très souvent par l'examen du sang et la numération des globules, il n'y a chez eux que très rarement une richesse globulaire normale, tandis que l'hypoglobulie est très fréquente et parfois très accusée.

Les résultats habituellement obtenus chez les goutteux sont, je le répète, la diminution de fréquence et d'intensité des accès. Souvent un ou plusieurs accès manquent ou ne se traduisent que par des douleurs sourdes ou subaiguës, le nombre des journées d'indisponibilité est notablement réduit et quand auparavant les intervalles entre les accès étaient marqués par de fréquents malaises, l'amélioration obtenue est très sensible durant ces périodes intercalaires.

Dans les déformations articulaires chez de vieux goutteux, j'ai pu obtenir des résultats nettement favorables, mais en ajoutant un traitement local au traitement hydro-minéral (1).

Le traitement adopté à Vittel dans la goutte, traitement consacré par une longue expérience, consiste à peu près exclusivement en : Eau de la Grande Source prise en boisson, à l'exclusion du bain et de la douche.

L'eau est généralement bue aux doses moyennes que j'ai indiquées ; mais c'est au médecin qui dirige la cure d'en régler l'usage pour chaque malade suivant les conditions dans lesquelles il se présente.

Il est bon que la cure thermale ne soit pas commencée immédiatement après un accès ou à l'époque probable d'un accès (vous savez tous, n'est-ce pas, que chez un bon nombre de malades ils se reproduisent à époque fixe, parfois même à jour et heure fixes, à 6 mois ou un an d'intervalle, j'en ai vu des cas) ; l'accès alors peut se reproduire sous l'influence du traitement ou survenir et empêcher celui-ci d'être régulièrement poursuivi.

Certains malades d'origine goutteuse, qui ont eu du rhu-

(1) Des déformations goutteuses et de leur traitement. Paris, 1885.

matisme, dont les grosses articulations sont prises aussi bien que les petites, dont les accès finissent mal, qui ont des douleurs musculaires fréquentes et semblent à peu près constamment sous l'imminence d'un accès, se trouvent remarquablement bien d'un traitement qu'on peut appeler mixte ou double et qui consiste dans une cure à Plombières, de 15 à 20 jours, suivie d'une cure à Vittel.

C'est surtout dans le cas de goutte ancienne à accès répétés, à évolution lente, avec malaise à peu près constant, que cette modification est appréciable et surtout appréciée. Généralement, après une à deux cures, les intervalles qui séparent les accès deviennent des intervalles de santé au moins relative, les accès deviennent rares et souvent l'amélioration s'accentue d'année en année pendant 3, 4, 5 ans, 4 à 5 ans généralement ; plusieurs accès manquent ; mais parfois, au moment où le malade se croit le plus près de la guérison, un accès survient rappelant par son intensité ceux qui se produisaient avant l'usage des eaux, puis une nouvelle période de bien-être d'une durée plus ou moins longue s'établit. Il m'est difficile de vous donner une idée générale plus précise des faits parce que le nombre des malades qu'il nous est donné d'observer régulièrement pendant des périodes excédant 8 à 10 ans est insuffisant pour cela.

J'ajouterai aux cas que je viens de signaler ceux dans lesquels les accès ne reviennent plus qu'à de longs intervalles ramenés seulement par des causes occasionnelles, causes morales, écarts de régime, fatigues, préoccupations.

Un point intéressant qui a depuis longtemps attiré mon attention et sur lequel je poursuis mes recherches est l'état des urines chez les goutteux. Je vous en dirai quelques mots pour finir ces considérations sur la goutte en appelant votre attention sur les différences qu'elles présentent et les principales distinctions qu'on peut établir entre elles.

Il y aurait beaucoup de ces distinctions à établir, et de variétés à décrire, mais je me contenterai des principales, ne voulant traiter la question qu'au point de vue clinique. Il vous suffit de savoir que, durant toute la durée de la goutte, il y a un excès d'acide urique dans le sang; mais que, tandis que, durant une période plus ou moins longue, il y a, en même temps que formation exagérée d'acide urique et destruction insuffisante, élimination exagérée constante et sensiblement proportionnelle à la production dans une deuxième période, il y a bien encore formation exagérée et destruction insuffisante d'acide urique, mais il n'y a pas d'une manière constante élimination exagérée. Les reins, sains, ou légèrement hypérémiés seulement, au début de la maladie, sont alors en voie d'altération par accumulation de dépôts uratiques dans le tissu connectif qui entoure les tubes; c'est cette altération qui, dans une période ultérieure, donne lieu, du côté des reins eux-mêmes et du côté de la fonction urinaire, à des désordres analogues à ceux de la néphrite dite interstitielle

A ces périodes correspondent des urines différentes d'aspect et de composition que j'ai décrites ailleurs en leur attribuant la valeur séméiologique qu'elles comportent (1).

J'appellerai en outre toute votre attention sur quelques facteurs qu'on ne saurait laisser dans l'ombre, quand on parle du traitement de la goutte.

Chez les goutteux, j'ai trouvé le plus souvent une hypoglobulie plus ou moins marquée. Chez un grand nombre d'entre eux j'ai noté les signes d'hypertension ou de lésions artérielles, ce qui m'a fait dire, en 1875, dans un travail sur la goutte : « Les lésions artérielles sont des plus fréquentes, « d'après les recherches sphygmographiques nombreuses « que j'ai faites sur ce sujet et l'on peut dire, je crois, sans « exagération, que les lésions artérielles sont à la goutte ce « que les lésions cardiaques sont au rhumatisme. » J'ai été heureux d'entendre de même l'opinion exprimée par un maître en la matière, M. Huchard, dans une remarquable leçon clinique qu'il a faite en 1888.

(1) *Revue générale de clinique et de thérapeutique*, 1888.

La forme et la période de la maladie, les lésions que celle-ci a engendrées, les associations morbides, sont grandement à considérer dans le traitement de la goutte. Elles fournissent des indications secondaires souvent très importantes.

Vittel est surtout indiqué si à l'action sur la nutrition il faut ajouter la stimulation rénale et s'il y a, comme cela s'observe fréquemment, coexistence d'un certain état de gravelle et de goutte ; mais même alors les doses très élevées ne doivent pas être prises inconsidérement, parce que, d'une part, elles sont généralement inutiles et ne régularisent pas mieux que des doses moindres les échanges nutritifs, et parce que, d'autre part, elles peuvent être dangereuses en raison de l'hypertension artérielle qu'elles provoquent et de l'artério-sclérose qui souvent existe chez les goutteux.

Gravelles.

Toutes les gravelles s'observent à Vittel. Je ne ferai que vous rappeler à leur sujet qu'au point de vue de leur nature et dans une certaine mesure au point de vue de leur traitement on peut les diviser en organiques (gravelles d'acide urique et d'acide oxalique) et inorganiques (gravelles phosphatiques et calcaires) ; les premières de cause générale, diathésique, les secondes, de cause générale parfois, mais souvent locales et provoquées par inflammation, catarrhale généralement. Au point de vue de leurs formes, elles sont sablonneuses ou calculeuses.

Dans certains cas, il est difficile de déterminer exactement où commence la gravelle et quelles conditions doit présenter un sédiment urinaire pour prendre ce nom.

Très souvent, en effet, le plus souvent même, le sable qu'on voit au fond du vase ne s'est formé que par le refroidissement et le repos de l'urine, tandis qu'il est parfois rendu avec l'urine dans sa forme définitive. Dans le premier cas il ne me paraît pas qu'on puisse dire qu'il y a gravelle, il y a seulement tendance à la gravelle (ou à la goutte) ; dans le second, au contraire, il y a gravelle sablonneuse confirmée.

Dans le premier cas il n'y a que par exception des douleurs néphrétiques très caractérisées ; dans l'autre, les douleurs néphrétiques et la véritable colique néphrétique ne sont pas rares.

Quand, dans le premier cas, il y a douleur ou colique néphrétique, c'est à la composition anormale de l'urine et à l'excitation consécutive de l'uretère qu'il faut attribuer le spasme douloureux entraînant les symptômes habituels de la colique par graviers ou calculs.

Avant de parler des résultats obtenus par la cure de Vittel dans la gravelle en général, je vous rappellerai, en quelques mots, l'action des eaux sur la sécrétion urinaire.

L'action diurétique est manifeste, mais nous ne cherchons généralement à l'obtenir que du 3e au 4e jour pour les raisons que j'ai déjà indiquées.

Les urines émises dans la matinée au cours de la boisson vont progressivement diminuant de densité jusqu'à ne peser que 1001 et finissent par ne plus contenir que deux grammes environ d'urée pour mille et pas d'acide urique ou des traces infinitésimales seulement ; mais au total la quantité de matériaux solides éliminés en 24 heures est augmentée ; la quantité totale des urines émises et la richesse en matériaux solides de celles qui sont émises pendant la nuit en rendent compte.

Les modifications apportées dans la composition des urines et la constitution des dépôts témoignent d'une action indéniable sur la sécrétion et sur la nutrition ; la clinique, de son côté, montre que l'eau de Vittel exerce encore une autre action, qu'on appelait autrefois, non sans raison, action expulsive et qui paraît tenir à plusieurs causes moins mécaniques ou physiques qu'on ne l'a dit généralement.

Certainement la lixiviation des reins par l'exagération de la sécrétion urinaire exerce une action locale, mais c'est une action physiologique et dynamique et pas une action purement physique ; la physiologie générale, d'une part, et l'étude de l'action physiologique de l'eau minérale, d'autre part, en rendent compte.

La stimulation d'une sécrétion physiologique amène une congestion passagère, puis la décongestion finale de la glande, ceci est un fait général ; et lorsque, par l'effet du médicament, qui provoque cette stimulation, le produit de sécrétion se trouve, en même temps qu'augmenté, modifié dans un sens favorable et rendu pour ainsi dire médicamenteux, les conduits eux-mêmes subissent cette influence salutaire et deviennent le siège de modifications qui aboutissent à la régression des lésions locales, superficielles spécialement, provoquées par les liquides pathologiques qui les traversaient auparavant.

Une urine trop fortement acide, trop concentrée, trop riche en acide urique ou en oxalate de chaux vient-elle à traverser les reins pendant longtemps, il se produit dans les calices et le bassinet une irritation épithéliale aboutissant à une desquamation que décèle l'examen microscopique ; dès lors, sur certains points s'arrêtent ou se forment des cristaux uriques, uratiques, oxaliques ou autres, qui sont ultérieurement éliminés à l'état de sables ou deviennent le point de départ de la formation de calculs par adjonction à ce premier cristal ou groupe de cristaux de couches successives qui le nourrissent et l'augmentent progressivement. Ajoutons à cela les causes diverses, morales aussi bien que physiques, qui troublent les fonctions de la vie végétative et modifient les sécrétions ; ajoutons-y les causes locales, les contusions, les chocs, certaines fatigues, et nous aurons rappelé les diverses causes qui produisent la gravelle calculeuse rénale.

Le calcul développé sourdement dans les calices ou dans le bassinet n'a pas, du moins habituellement, de tendance spontanée à se détacher et ce n'est le plus souvent qu'à la suite d'une cause occasionnelle, fatigue, écart de régime, etc., qu'il descend dans le bassinet et dans l'uretère, d'où dès lors des contractions péristaltiques plus ou moins douloureuses tendent à le chasser jusque dans la vessie, et ce n'est le plus souvent qu'au prix des douleurs si violentes de la colique néphrétique que s'opère sa migration

L'objectif du traitement doit donc être de provoquer la chute et l'expulsion des calculs le plus tôt possible et au prix des moindres douleurs possible, et d'empêcher de nouvelles formations lithiques ; or c'est là ce que produit la cure de Vittel. Quant au processus thérapeutique, par lequel ce résultat est obtenu, il me paraît être le suivant, à en juger par mes observations, complétées par des examens et analyses répétés des urines : stimulation circulatoire et sécrétoire, décongestion locale, exagération temporaire du renouvellement épithélial et, par cela même, mise en liberté du calcul après un temps variable ; puis, chute et entraînement par le fait de l'augmentation considérable de la sécrétion et progression par le fait de la stimulation de la contractilité uretérale et de l'atténuation de l'irritabilité de la muqueuse des uretères, résultant de son contact prolongé avec des urines modifiées et devenues depuis longtemps thérapeutiques.

Nous avons réunis, mon collègue M. Patezon et moi, divers échantillons de gravelles allant de la gravelle sablonneuse à sable très fin jusqu'à la gravelle à gros calculs qui à la suite du traitement suivi à Vittel n'ont provoqué lors de leur émission que des douleurs très légères en général.

Dans des flacons spéciaux sont des débris nombreux provenant de la fragmentation spontanée de calculs vésicaux dont j'aurai à vous parler tout à l'heure.

C'est surtout quand l'état néphrétique, la tendance aux coliques néphrétiques violentes ou répétées existent que les eaux de Vittel agissent très favorablement contre la gravelle et doivent être prescrites ; elles font très souvent disparaître les douleurs et provoquent, après un certain temps d'usage, l'issue des calculs, sinon sans douleur ou au prix de douleurs très minimes, ce qui arrive dans un grand nombre de cas, du moins au prix de douleurs très atténuées et généralement très supportables, sans analogie avec celles éprouvées auparavant.

C'est ainsi qu'au cours d'un traitement régulièrement suivi, il y a fréquemment expulsion de calculs, tandis qu'il n'y a que très rarement des coliques néphrétiques. Quand celles-ci surviennent, ce n'est guère que vers la fin de la cure, et plus souvent dans les trois semaines qui suivent; mais le fait est rare.

En général, les malades n'éprouvent guère, à l'occasion d'une émission de graviers ou de calculs, que de la courbature lombaire, un certain degré d'embarras gastrique avec lassitude générale, malaise, gène abdominale, avec un certain degré de dysurie.

Gravelle oxalique.

La gravelle oxalique ne donne lieu, au point de vue de l'emploi des eaux de Vittel, à aucune indication thérapeutique différente de celles qui sont fournies par la gravelle urique; mais je dois vous rappeler qu'elle provoque plus souvent des hématuries et des coliques violentes que la gravelle urique. Etant de même origine, l'une et l'autre indiquent le même régime au point de vue de l'alimentation, de l'exercice, du travail intellectuel.

Hématuries.

Sans entrer dans le détail des hématuries d'origine et de cause diverses, je dirai que l'hématurie constitue, en tant que symptôme, une contre-indication à l'usage des eaux, soit pendant sa durée, soit pendant la durée d'une période au cours de laquelle elle se reproduit fréquemment. Dans certains cas cependant, quand elle témoigne de la présence dans les calices ou le bassinet ou l'uretère d'un calcul qu'on juge de taille à pouvoir être expulsé ou de sables abondants, l'eau minérale peut être employée, mais avec prudence, surtout au début de son administration.

Les hématuries vésicales, qu'elles tiennent à la présence d'un calcul ou d'une tumeur, contre-indiquent généralement aussi l'emploi des eaux, spécialement quand elles sont abondantes ou liées à un état inflammatoire.

Gravelles calcaire et phosphatique.

Les graviers de la lithiase calcaire, formés de carbonate de chaux ou de carbonate et de phosphate de chaux, qui se montrent dans des urines non ammoniacales, paraissent dus à une augmentation dans la proportion des bases alcalines avec diminution de proportion de l'acide phosphorique. Ces formes coïncident généralement avec de la pyélite catarrhale. La gravelle phosphatique spécialement est souvent liée à un état morbide du système nerveux, la neurasthénie surtout (avec névrose secrétoire des reins d'ordre réflexe, d'après quelques-uns). J'ai eu l'occasion d'observer à Vittel un certain nombre de cas de ce genre et j'ai obtenu des résultats satisfaisants : élimination des calculs, amélioration de l'état des reins, amélioration de l'état général ; mais mes observations sont trop peu nombreuses pour que je puisse vous rien dire de particulièrement intéressant sur ce sujet. Je ne vous parlerai de la lithiase ammoniacale qu'à propos des maladies de la vessie, auxquelles elle est intimement liée ; mais je dois, pour la même raison, vous parler ici de la pyélite et de la pyélo-néphrite calculeuses.

Pyélite et pyélo-néphrite calculeuses.

Je l'ai observée tantôt comme cause, tantôt comme effet de la gravelle rénale, d'autres fois comme conséquence d'un obstacle au cours de l'urine ou de la propagation d'un état inflammatoire siégeant sur un point quelconque de l'appareil urinaire inférieur. Le traitement par les eaux a dû parfois, dans ce dernier cas, être secondé par des moyens visant directement l'affection initiale, dans d'autres par des moyens accessoires ou adjuvants, tels que ventouses, sinapismes, cautérisations ponctuées sur la région rénale, lait pour boisson alimentaire, emploi d'astringents et de balsamiques; j'ai obtenu le plus souvent des améliorations très réelles et dans certains cas, après un temps toujours long, plusieurs années, la guérison, l'expulsion des calculs ayant eu lieu, ainsi que la réparation de la lésion locale.

J'ai en outre observé des cas intéressants de pyélo-néphrite consécutives à des coliques ou simples douleurs néphrétiques suivies d'expulsion de sables seulement, sans que rien pût ou ait pu depuis faire penser à l'existence d'un calcul,

Rapprochant les divers faits que j'ai observés de celui que j'ai publié en 1885 (1), je suis autorisé à conclure que la cure de Vittel peut être utilement conseillée aux malades atteints de pyélonéphrite calculeuse ou développée chez des graveleux ou des diathésiques goutteux.

Pour en finir avec ce qui a trait aux maladies de l'appareil urinaire traitées à Vittel, j'aurais encore à vous parler du catarrhe vésical, des prostatites et des engorgements et des hypertrophies prostatiques, de l'atonie vésicale et des stagnations d'urine, des gravelles vésicales et des états consécutifs aux opérations pratiquées sur la vessie ou à la présence des productions pathologiques qui les ont nécessitées; mais, ne voulant pas abuser de votre attention, j'abrégerai.

Cystites. — En abordant ces divers sujets, je dois d'abord vous mettre en garde contre le diagnostic trop banal et trop légèrement porté de *catarrhe vésical* chez tout malade dont les urines sont plus ou moins catarrhales ou purulentes. Sous ce titre, j'ai vu à peu près toutes les maladies des voies uri-

(1) Pyélonéphrite consécutive à la scarlatine.

naires se présenter à mon observation et cependant, sous l'apparence du catarrhe, se dissimulent des lésions et des troubles fonctionnels qui dans un certain nombre de cas contre-indiquent la cure de Vittel.

Ce n'est pas aux cystites présentant des symptômes d'acuité, à peine à celles qui sont subaiguës que conviennent les eaux de Vittel (Source Marie ou Grande Source), mais bien aux cystites chroniques catarrhales, qu'elles modifient généralement d'une manière très heureuse, surtout si les parois vésicales ne sont ni trop indurées, ni trop paresseuses. Il faut généralement que le traitement soit prolongé pendant un mois plutôt que trois semaines ; le malade doit en être prévenu et les résultats ultérieurs l'emportent souvent sur les résultats immédiats.

Prostatites. — Je dirai de même à propos des *prostatites* que ce n'est qu'aux cas de prostatite subaiguë ou chronique, accompagnée ou non d'engorgement, que peuvent s'adresser les eaux de Vittel, et j'ajouterai qu'en général c'est dans les formes plutôt catarrhales que parenchymateuses qu'elles peuvent donner de bons résultats. Quand l'hypertrophie vraie a envahi la glande, il est évident que le traitement hydro-minéral reste insuffisant et il ne peut plus être dès lors indiqué ou contre-indiqué que par les symptômes concomitants existant du côté de la vessie ou de l'uretère.

Quand l'irritabilité vésico-prostatique est trop développée pour tenter l'emploi de la cure à Vittel, c'est aux eaux d'Evian qu'il faut s'adresser.

Il est un groupe de *prostatites* à propos desquelles je tiens à vous faire part de mes observations en raison de l'intérêt pratique qu'elles présentent ; je veux parler des prostatites tuberculeuses.

Elles me paraissent être les plus curables des tuberculoses localisées, à la condition qu'on dirige contre elles une médication appropriée dont les eaux minérales constituent un des éléments principaux.

J'ai dans mes observations 6 cas au moins, pour ne parler que des plus avérés, de malades que je peux considérer comme entièrement guéris depuis 8 et 10 ans et dont quelques-uns ont présenté des accidents locaux les plus graves et les symptômes généraux les plus accusés pendant un temps plus ou moins long.

Calculs vésicaux.

La *lithiase vésicale* proprement dite est la lithiase phosphatique, ammoniacale le plus souvent ; elle est d'autant plus intéressante à étudier aux eaux minérales qu'elle s'accompagne fréquemment de maladie des reins ou d'un état général qui peuvent être de leur côté une source d'indications.

Cette forme de gravelle, liée à la cystite chronique, comme conséquence plus encore que comme cause, est constituée fréquemment par des calculs poreux, de faible épaisseur, formant souvent des incrustations sur des points localisés de la muqueuse vésicale enflammée ; surtout lorsqu'ils siègent près du col, ils provoquent facilement des poussées de cystite, très douloureuses le plus habituellement en raison du ténesme, et contre-indiquent les eaux.

Dans le cas de gravelle phosphatique plus ou moins dure ou uratique d'origine vésicale, le traitement de Vittel peut au contraire être suivi dans de bonnes conditions le plus souvent. Alors, comme dans le cas où un calcul est tombé dans la vessie et n'a pas été rendu spontanément, on peut obtenir l'expulsion qui dispense de la lithotritie ; c'est ainsi que j'ai vu fréquemment des calculs rendus à Vittel, mesurant jusqu'à 6, 8 et même 11 millimètres dans un de leurs diamètres.

Parmi ces calculs vésicaux, d'origine rénale le plus souvent, il en est que l'on voit parfois se fragmenter spontanément ; j'en ai publié un cas très intéressant en 1876. Mais la fragmentation est chose rare, et la sortie de tout le calcul par fragmentation spontanée est beaucoup plus rare encore; aussi ne faut-il pas donner aux calculeux en général et même au calculeux chez lequel se produit la fragmentation spontanée, l'espoir d'arriver à une guérison par ce procédé naturel, pas plus d'ailleurs que par la dissolution.

Quoi qu'on en ait dit, les eaux minérales constituent un *moyen de diagnostic de la pierre vésicale souvent infidèle et parfois dangereux*, qui ne saurait être à bon droit conseillé par le médecin.

Il ne faut donc pas envoyer à Vittel pas plus qu'à Contrexéville des malades présentant les signes rationnels de la présence d'un calcul dans la vessie sans les avoir préalablement explorés.

Mais il peut arriver que, par suite de circonstances quelconques: incohérence des symptômes, dissimulation ou pusillanimité du sujet, erreur de diagnostic, quelquefois même après exploration, etc., etc., un malade, présentant des symptômes plus ou moins accusés de calcul vésical vienne à nous pour être dirigé dans la cure thermale qui lui a été conseillée; je ne saurais pas plus admettre, dans ce cas, qu'on lui refuse systématiquement l'usage des eaux par cela seul qu'il est reconnu calculeux, que je ne saurais admettre qu'on l'y appelle systématiquement parce qu'il était soupçonné de calcul.

Il faut seulement se rappeler qu'il existe une série de contre-indications au traitement hydro-minéral, dans le cas de calcul vésical et dont il faut tenir grand compte avant de permettre une cure même très atténuée. Je citerai : 1° l'irritabilité excessive de la vessie liée à la présence de certaines incrustations phosphatiques, poreuses, peu denses, à surfaces inégales, se produisant rapidement et venant constamment irriter le col vésical ; 2° certaines formes d'uréthro-cystites à tendances congestives et inflammatoires qui accompagnent souvent les prostatites en voie de passer à l'état chronique, les prostatites chroniques même parfois ; 3° les dilatations vésicales déjà anciennes avec stagnation permanente dépassant 100 à 150 grammes, soit qu'il y ait atonie du corps de l'organe et diminution de sensibilité spéciale du col, soit qu'il y ait atonie du corps avec irritabilité particulière du col, soit enfin qu'il y ait une telle élévation de l'orifice vésical de l'urèthre que l'exagération des contractions vésicales ne tende qu'à augmenter la dysurie, ce qui coïncide le plus souvent avec l'hypertrophie de la prostate, ainsi que l'a signalé tout particulièrement Reliquet.

Dans le cas où, pour une raison quelconque, un malade présentant les signes rationnels de la présence d'un calcul est envoyé à des eaux diurétiques, il doit donc être l'objet de précautions spéciales et son traitement doit toujours être dirigé avec prudence et modération, les résultats pouvant être très différents suivant le mode d'administration adopté. Il ne faut jamais oublier, en effet, que toute excitation d'une partie quelconque de l'appareil urinaire peut devenir le point de départ d'une inflammation s'étendant rapidement jusqu'aux reins.

Aussi est-ce plutôt une cure d'attente qu'une cure d'épreuve qu'il faut prescrire dans les cas douteux ; la première est très souvent utile et ne peut être que très exceptionnellement nuisible, la seconde est le plus souvent *inutile ou dangereuse* ; elle est rarement indifférente et fréquemment nuisible.

Brongniart, en, 1883 confirmait ces opinions qu'il appuyait de nombreuses observations et concluait dans le même sens et dans les mêmes termes que moi.

Tout autre est la situation après l'opération de la pierre, la lithotritie particulièrement. A ce sujet je reproduirai le tableau des indications et des contre-indications que je traçais en 1886 devant la Société de médecine de Paris dans la discussion qui suivait la lecture d'un double travail de mon collègue M. Patezon et de moi sur le « *Traitement hydro-minéral de Vittel avant et après l'opération de la pierre* ».

Le traitement hydro-minéral de Vittel me paraît *nécessaire*, disais-je, dans les circonstances suivantes :

1° Quand le malade est un graveleux qui continue à faire de la gravelle rénale ;

2° Quand c'est un diathésique goutteux, graveleux ;

3° Quand il y a un certain degré de pyélo-néphrite à marche chronique qui a résisté aux moyens ordinaires ;

4° Quand il y a du catarrhe vésical proprement dit ;

5° Quand il y a un certain degré d'atonie vésicale, mais avec peu de stagnation chronique ;

6° Quand il y a un état général que peut seul modifier un traitement agissant en même temps sur l'ensemble des fonctions, et sur la lésion ou la maladie locale.

Il me paraît *utile* :

1° Dans les cas où la réapparition de la gravelle est imminente ;

2° Dans les cas où existent certaines formes de cystite chronique avec reproduction facile de concrétions phosphatiques, mais sans tendance aux poussées aiguës ;

3° Dans le cas où existent à un faible degré l'engorgement et l'irritation prostato-cystiques.

Il me paraît *nuisible* :

1° Dans les cas où il y a parésie vésicale avec stagnation habituelle dépassant 80 à 90 grammes ;

2° Dans les cas où il y a augmentation de volume de la prostate, élévation concomitante du col, et difficulté d'autant plus grande à uriner que la vessie est plus stimulée ;

3° Dans les cas où il y a tendance à ces reproductions faciles de dépôts phosphatiques légers autour du col vésical, et imminence constante de poussées inflammatoires et douloureuses ;

4° Dans les cas où il y a polyurie simple liée à l'excitation d'un point quelconque de l'appareil urinaire.

Lithiase biliaire.

En vous disant au début de cette leçon sur ma pratique personnelle qu'un quart environ des malades viennent à Vittel pour des coliques hépatiques, je suis resté un peu au-dessous de la vérité.

De jour en jour le nombre et la proportion en deviennent plus considérables, grâce aux résultats acquis, bien établis et bien connus aujourd'hui.

Depuis l'époque où mon collègue de Vittel, M. Patezon a, pour la première fois en 1859 appelé sérieusement l'attention du corps médical sur l'utilité des eaux de Vittel dans les affections calculeuses du foie et publié de très intéressantes observations sur ce sujet en 1862 et 1867, puis une monographie sur les coliques hépatiques et leur traitement par les eaux de Vittel en 1872, une discussion importante s'est poursuivie au sein de la Société d'hydrologie médicale de Paris, sur les *coliques hépatiques et leur traitement par les eaux minérales* (1878). Au cours de cette discussion, répondant à M. Durand-Fardel j'ai montré que le traitement par les eaux de Vittel ne s'applique pas seulement aux cas simples, mais aux cas qu'on peut légitimement dire compliqués ; qu'il est surtout efficace quand les coliques hépatiques sont causées par la présence de concrétions biliaires et entretenues par un état catarrhal des voies biliaires, que l'eau fortement laxative de la Source Salée de Vittel augmente la sécrétion biliaire, la dilue et facilite son excrétion. J'ai montré en outre, et les faits m'ont bien souvent donné raison depuis, que le mode d'action silencieux de Vichy n'est pas le même que celui de Vittel et qu'on ne peut obtenir et qu'on n'obtient pas à Vichy l'expulsion des calculs comme on l'obtient à Vittel ; enfin, que les coliques hépatiques se montrant surtout chez les femmes, qui sont habituellement constipées, celles de ces eaux (la Source Salée) qui joignent l'action laxative à une action manifeste sur la sécrétion et l'excrétion biliaire, en même temps que sur la contraction de l'intestin et des divers conduits d'excrétion sont souvent plus utilement employées que celles de Vichy. — Par contre, je le répète, il faut reconnaître que les eaux de Vichy calment beaucoup plus directement que celles de Vittel la dyspepsie et les douleurs symptomatiques de la lithiase biliaire et que les eaux de Pougues sont particulièrement indiquées dans certaines formes plutôt gastralgiques.

A Vittel, on assiste le plus souvent au cours de la cure à une colique hépatique, mais il est bien rare qu'elle soit infructueuse et qu'on ne retrouve pas après des calculs dans les selles. L'action de l'eau de la Source Salée sur l'élimination de ceux-ci est telle que chez certains malades j'ai pu à plusieurs reprises faire recommencer et suspendre, pour ainsi dire à volonté, l'expulsion de calculs et cela, en faisant poursuivre ou suspendre le traitement et en remplaçant pendant les suspensions l'eau de la Source Salée par de l'eau de Vals, de Vichy, de Saint-Galmier.

Les sables sont généralement éliminés sans douleurs à la suite d'accès frustes affectant quelquefois les allures de la fièvre intermittente, avec malaise local ou douleur sourde et souvent un peu d'embarras gastrique et de météorisme. Les petits calculs sont généralement éliminés à peu près sans douleurs, souvent après apparition des symptômes précédents, mais généralement après une première colique plus ou moins forte.

L'expulsion des gros calculs ne se fait qu'au prix de douleurs vives généralement plus ou moins prolongées. Elle provoque assez souvent des crises à répétition.

La série des sables et des calculs biliaires que j'ai réunis ici vous montre les divers types de ces sables et de ces calculs ; ils commencent par cette poussière brune presque impalpable, comme du sable extrêmement fin, que les malades rendent, souvent par grandes quantités, pendant plusieurs jours et parfois davantage, pour arriver à cet énorme calcul qui mesure 8 centimètres de circonférence sur 5 centimètres de long, en passant par des concrétions variant du volume d'un grain de millet à celui d'une bille d'enfant. Sauf les plus petits et les deux plus gros ils sont presque tous polyédriques. Ils sont formés de cholestérine et de matières colorantes en très grande partie ; j'en ai vu deux formés en grande partie d'acide urique et j'ai vu du sable d'acide urique rendu avec les selles et qui était bien réellement d'origine hépatique.

Les deux sources employées pour combattre les coliques hépatiques sont la Source Marie et la Source Salée, celle-ci surtout. Ce sont, vous le savez, des sulfatées bicarbonatées calciques et magnésiennes.

Le traitement vraiment curatif, poursuivi à Vittel, ayant pour objectif l'expulsion des calculs, et cette expulsion n'ayant lieu que par absorption de doses assez élevées d'eau minérale, il doit être suffisamment énergique ; de petites doses ne produiraient qu'une amélioration momentanée des manifestations gastriques et gastro-hépatiques.

Les effets laxatifs, quelquefois mêmes purgatifs, doivent être recherchés, obtenus et réglés suivant les périodes du traitement et certaines indications spéciales ; nous les voyons généralement se produire du 3e au 4e jour.

La suractivité des fonctions digestives se traduit par l'exagération de l'appétit et l'amélioration des digestions qui empêchent la déperdition des forces que pourraient entraîner sans cela ces purgations répétées. L'état général s'améliore habituellement d'une manière très sensible durant la dernière moitié de la cure, au cours de laquelle se montre pourtant assez souvent une colique hépatique suivie d'expulsion de calculs, de sable ou de boue biliaire.

Généralement après la cure il y a encore quelques douleurs, assez souvent une colique, une certaine fatigue ; puis une amélioration équivalant parfois à une guérison pendant une période variant de plusieurs mois à plusieurs années

(68 % environ des cas). Deux à trois cures successives, quelquefois plus, sont nécessaires pour arriver à la guérison. Je ne l'ai vue complète, du moins en apparence, après une première saison, que dans un certain nombre de cas, 16 % environ. Les résultats nuls sont à peu près en même proportion : 16 % ; les aggravations dans la proportion de 1 et 1/2 0/0 à 2 0/0 environ.

Je ne chercherai pas à interpréter l'action de l'eau de la Source Salée de Vittel dans la lithiase biliaire par des considérations d'ordre chimique ; mais je dois cependant rappeler qu'il ne faut pas plus compter sur la dissolution des calculs biliaires que sur la dissolution des calculs rénaux ou vésicaux et cela par une eau ou un médicament quelconque.

Nous savons bien que les eaux alcalines exercent quelqu'action sur la matière colorante qui forme les petits calculs, mais qu'elles n'ont aucune action dissolvante sur la cholestérine et que les eaux sulfatées n'ont pas d'action dissolvante manifeste sur la matière colorante, mais qu'en augmentant les taurocholates de la bile, elles rendent plus soluble la cholestérine qui forme les gros calculs. Quoi qu'il en soit, ce sont là des actions absolument insuffisantes pour attribuer à l'action chimique les bons effets obtenus de l'emploi des eaux soit de Vichy, soit de Vittel. Il faut donc chercher les raisons de leur efficacité dans leur action physiologique, peut-être dans leur action physiologique, physique et chimique en même temps.

Toute eau, ingérée et absorbée rapidement augmente la pression sanguine et amène des modifications dans la matière biliaire, se traduisant par l'exagération du produit de sécrétion ; c'est même à cette cause que Kuhne et plusieurs autres physiologistes attribuent le premier maximum physiologique de sécrétion biliaire qui se produit immédiatement après les repas. Il y a donc, par le fait de l'ingestion d'eau de digestion facile, en grande quantité et à courts intervalles, augmentation de la quantité de bile sécrétée et polycholie sensiblement proportionnelle à la quantité d'eau ingérée, M. Beaunis l'a nettement établi dans ses travaux physiologiques. Il se passe là dès lors un phénomène analogue à celui qui se passe dans la polyurie, à savoir que la quantité totale de matériaux solides éliminés en 24 heures est augmentée, mais que leur proportion relativement à la partie liquide est diminuée, d'où une diminution de densité correspondante au degré d'hypersécrétion et une condition favorable à son écoulement.

En même temps une partie considérable de l'eau passant par les reins, entraîne, comme nous l'avons vu, des produits azotés et des substances minérales en quantité supérieure à la normale ; il se produit une véritable épuration organique.

Ces phénomènes sont sensiblement augmentés encore si l'eau n'est pas seulement de digestion facile, ce qui en permet l'usage à haute dose, mais encore est une eau contenant des substances minérales capables, sans altérer l'économie, d'agir en activant les phénomènes de nutrition, en excitant la sécrétion biliaire, en exerçant directement ou indirectement une action stimulante sur les fibres lisses des conduits excréteurs et en stimulant les diverses sécrétions comme les contractions de l'intestin ; ce sont là précisément les conditions que me paraît remplir l'eau de la Source Salée de Vittel et c'est ainsi que je m'explique son mode d'action et les résultats obtenus par son emploi.

La bile ainsi augmentée dans sa quantité, diminuée dans sa densité et sa consistance, anormalement augmentées dans bien des cas de coliques hépatiques par des mucosités catarrhales, des amas de biliverdine, des paillettes de cholestérine, trouve un passage plus facile dans des conduits moins irritables et plus souples, coule abondamment dans l'intestin et entraîne avec elle les calculs.

Avant de quitter ce sujet, je vous rappellerai que, conformément à ce que j'avais observé au début de ma pratique à Vittel, j'ai vu dans l'ensemble des 15 dernières années écoulées le nombre des cas de coliques hépatiques être 3 fois moindre chez l'homme que chez la femme.

La grossesse prédispose manifestement à la colique hépatique et souvent elle provoque l'apparition de la colique franche, alors qu'auparavant il n'y avait eu que des symptômes gastralgiques; j'en ai des exemples en grand nombre. L'accouchement et la période de la puerpéralité sont assez souvent l'occasion de l'explosion de la colique hépatique.

Constipation.

Ayant parlé des causes générales, diathésiques, ainsi que des écarts de régime qui se retrouvent pour une large part dans l'étiologie de la colique hépatique chez l'homme, je n'y reviens pas et je passe à la *constipation* dont j'ai eu l'occasion de vous parler déjà comme d'un symptôme devenant, dans certains cas, par son retentissement sur l'organisme tout entier ou sur certaines fonctions, une véritable maladie. Mon confrère M. Patezon a écrit en 1882 un mémoire sur la constipation et son traitement par l'eau de la Source Salée de Vittel et récemment le Dr Rodet a rapporté une série d'observations intéressantes relatives à l'emploi à titre de laxatif de l'eau de la Source Salée chez les aliénés, observations recueillies à l'asile de Clermont (Oise), par le Dr Labitte, son Directeur.

Symptôme d'insuffisance sécrétoire, d'atonie ou de paresse de l'intestin, la constipation exige souvent un traitement spécial. L'usage de la Source Salée de Vittel donne en pareil cas des résultats généralement très satisfaisants en ce sens que son action, qui s'établit lentement, se poursuit régulièrement, en général pendant toute la durée de la cure et se fait sentir pendant un temps très long après sa cessation.

Cette action paraît porter sur les deux éléments principaux d'où naît la constipation, car elle active manifestement les sécrétions de l'intestin et des glandes annexes et réveille les contractions intestinales.

Assez souvent au début de la cure il est bon, pour obtenir l'effet laxatif, sans administrer des doses d'eau encore trop considérables, de faire prendre un verre à Bordeaux d'eau purgative d'Huniady Janos, de Rubinat ou autre ; puis les selles laxatives se produisent au nombre de 2 à 4 par jour, par matinée spécialement. Assez souvent il y a, au début, de l'irrégularité dans les garde-robes et il y a, une fois ou deux au cours du traitement, de véritables débâcles intestinales, puis l'action laxative se régularise et se poursuit comme je viens de l'indiquer.

J'ai vu bon nombre de malades chez lesquels à la suite d'une première cure à Vittel la constipation ne s'est reproduite qu'à l'occasion d'un voyage ou de toute autre cause spéciale et se sont trouvés débarrassés de tous les malaises qu'elle engendrait.

Un souvenir qui m'est resté est celui d'un ménage qui est venu il y a 10 ans à Vittel pour combattre une constipation rebelle qui existait chez les deux. Ils venaient de faire un voyage de 15 jours au cours duquel la femme seule avait eu une fois à demander où étaient les cabinets ; le mari n'avait eu une selle que deux jours après son retour.

La femme, très améliorée à Vittel, est morte d'un cancer de l'estomac deux ans après sa cure ; le mari vit encore et en bonne santé, n'ayant plus que très rarement de la constipation. Il y a, bien entendu, des cas dans lesquels les résultats sont loin d'être aussi favorables que dans celui-ci ; mais, quoi qu'il en soit, on peut affirmer que la Source Salée de Vittel combat très efficacement la constipation. Tous les ans néanmoins je rencontre quelques malades chez lesquels le traitement reste sans effet.

Diabète.

Le nombre des diabétiques fréquentant Vittel n'est pas considérable, mais il l'est aujourd'hui notablement plus qu'il ne l'était autrefois. Quelques succès obtenus chez des glycosuriques goutteux venus accidentellement et quelques succès chez des diabétiques goutteux que Vichy ne modifiait plus ou fatiguait, nous ont décidé, M. Patezon et moi, à rompre il y a trois ans le silence que nous avions jusqu'à ce jour gardé au sujet des applications possibles de la cure de Vittel au traitement des glycosuries et diabètes. — A l'occasion d'un mémoire présenté par Martineau à la Société d'Hydrologie médicale de Paris, j'ai soutenu les prétentions si bien justifiées des eaux minérales à la supériorité sur les traitements du diabète que quelques cas heureux font pendant un temps considérer comme des spécifiques, mais qui, tour à tour, tombent dans un oubli souvent mérité, parfois cependant exagéré.

Je soutenais alors et je soutiens encore que pas plus que les autres le traitement par l'eau gazeuse lithinée arsenicale artificielle, par exemple, n'est un spécifique et qu'il n'est pas admissible que les eaux minérales employées avec plus ou moins de succès dans le diabète doivent exclusivement leur action à quelques milligrammes ou même quelques centigrammes de lithine, perdus dans une minéralisation le plus souvent riche en éléments actifs, et, rapportant un certain nombre d'observations recueillies à Vittel et les résultats obtenus, je concluais et je conclus encore, fort d'une expérience plus longue et m'appuyant sur de nombreuses observations de contrôle :

1° Que les eaux bicarbonatées sodiques fortes de Vichy sont et restent les premières dans la thérapeutique du diabète sans que pourtant elles puissent prétendre au monopole de ce traitement, car il existe des contre-indications assez nombreuses à leur emploi : débilitation très accusée de l'organisme, azoturie des périodes avancées, affaiblissement s'accentuant par leur usage, tendances congestives particulièrement du côté des voies respiratoires et imminence d'affection pulmonaire, état des reins et de la vessie pouvant amener des complications de catarrhe et dépôts phosphatiques, phosphaturie.

2° De même que dans la goutte, la gravelle urique, la lithiase biliaire et les autres manifestations habituelles de l'arthritisme, les eaux bicarbonatées et sulfatées calciques sont substituées avec succès, dans un certain nombre de circonstances que j'ai cherché à déterminer, aux eaux alcalines fortes de Vichy et ses analogues ; de même il en est dans un certain nombre de cas de glycosurie ou de diabète. Souvent il est bon d'employer successivement les unes et les autres, en commençant par Vichy.

M. Lecorché, qui a spécialement étudié l'action des diverses eaux minérales dans le diabète, dit, avec raison, selon moi : « Si on a affaire à un diabète caractérisé par une « perte considérable de sucre et d'urée, on ordonnera Vichy, « Vals ou Carlsbad ; on fera de même si le diabète est léger, « mais compliqué d'une azoturie excessive. Quand l'azoturie « est peu marquée il faudra se garder d'avoir recours à ces « eaux et prescrire les bicarbonatées sodiques faibles ou « de préférence les eaux bicarbonatées ou sulfatées calcaires « (Vittel et Contrexéville lorsque le diabète est de nature « goutteuse et Pougues lorsque le malade souffre de troubles « digestifs). »

J'ajouterai que si Vichy convient pour combattre l'azoturie du début chez le diabétique encore vigoureux, l'azoturie, qui apparaît dans une période avancée du diabète, me paraît le contre-indiquer absolument et réclame plutôt La Bourboule ou Royat. Je suis sur ce dernier point absolument d'accord avec mes distingués confrères de ces deux stations.

A côté de ces eaux, qui répondent à des indications précises dans le traitement des glycosuries et diabètes, il faudrait citer toutes les autres eaux minérales si on voulait épuiser la liste de celles qui, dans des cas particuliers, ont donné quelques succès. Nous y verrions des sulfurées, des indéterminées, des ferrugineuses ; cela s'explique, car bien souvent la glycosurie n'est qu'un symptôme de perversion nutritive née sous une influence passagère et disparaissant avec elle.

Quoi qu'il en soit, en ce qui concerne Vittel je crois pouvoir affirmer aujourd'hui, tenant compte des résultats que mes confrères et moi nous avons obtenus et dont quelques-uns ont été publiés par M. Patezon (1) et par moi (2) :

1° Que les goutteux, devenus glycosuriques ou même diabétiques, obtiennent généralement du traitement par les eaux de Vittel des résultats favorables ;

2° Qu'il en est de même chez les goutteux diabétiques qui présentent des contre-indications à l'emploi ou à la continuation de l'emploi des eaux alcalines fortes.

3° Qu'on obtient de bons effets de la cure de Vittel chez les glycosuriques et diabétiques présentant des troubles de circulation abdominale et de sécrétion hépatique, surtout lorsqu'il y a en même temps de la constipation ;

4° Que la cure de Vittel n'est généralement suivie chez ces malades d'aucune fatigue, si elle a été bien conduite, et, que, contrairement à ce qu'on aurait pu craindre à priori, elle a diminué la polyurie.

(1) Vittel : Traitement du diabète par ses eaux minérales, 1888.

(2) Traitement du diabète, 1887.

Clermont (Oise). — Imp. Daix frères, place Saint-André, n° 3.

www.ingramcontent.com/pod-product-compliance
Ingram Content Group UK Ltd.
Pitfield, Milton Keynes, MK11 3LW, UK
UKHW032008260826
14628UKWH00005B/2346

9 782019 627676